BEI GRIN MACHT SICH IHR
WISSEN BEZAHLT

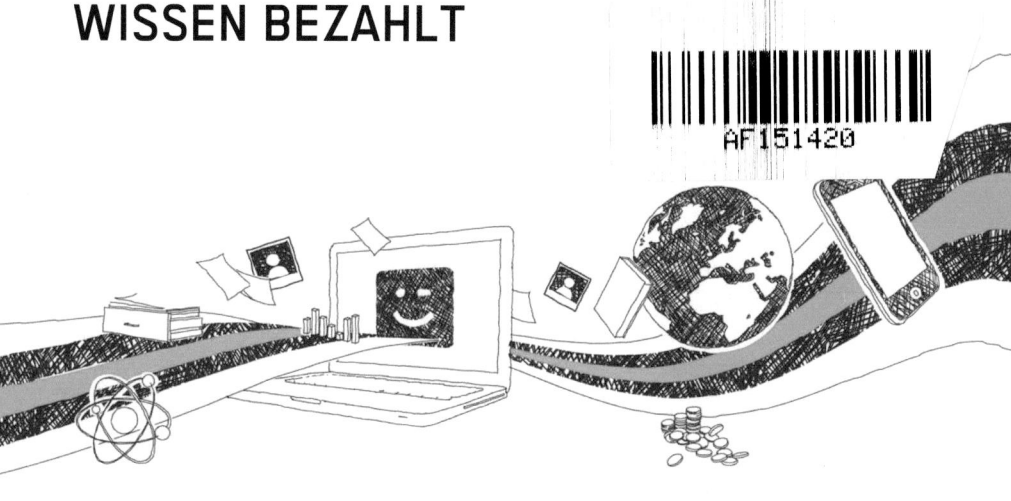

AF151420

- Wir veröffentlichen Ihre Hausarbeit,
  Bachelor- und Masterarbeit

- Ihr eigenes eBook und Buch -
  weltweit in allen wichtigen Shops

- Verdienen Sie an jedem Verkauf

Jetzt bei www.GRIN.com hochladen
und kostenlos publizieren

GRIN ☺

Bibliografische Information der Deutschen Nationalbibliothek:

Die Deutsche Bibliothek verzeichnet diese Publikation in der Deutschen National-
bibliografie; detaillierte bibliografische Daten sind im Internet über http://dnb.d-
nb.de/ abrufbar.

Impressum:

Copyright © 2014 GRIN Verlag, Open Publishing GmbH
Druck und Bindung: Books on Demand GmbH, Norderstedt Germany
ISBN: 9783668448414

Dieses Buch bei GRIN:

http://www.grin.com/de/e-book/365481/autismus-definition-formen-ursachen-und-
epidemiologie

Saskia Janina Neumann

Autismus. Definition, Formen, Ursachen und Epidemiologie

GRIN Verlag

GRIN - Your knowledge has value

Der GRIN Verlag publiziert seit 1998 wissenschaftliche Arbeiten von Studenten, Hochschullehrern und anderen Akademikern als eBook und gedrucktes Buch. Die Verlagswebsite www.grin.com ist die ideale Plattform zur Veröffentlichung von Hausarbeiten, Abschlussarbeiten, wissenschaftlichen Aufsätzen, Dissertationen und Fachbüchern.

Besuchen Sie uns im Internet:

http://www.grin.com/

http://www.facebook.com/grincom

http://www.twitter.com/grin_com

- Autismus: Formen, Ursachen, Epidemiologie -

Saskia Janina Neumann

Inhaltsverzeichnis

1.) Einleitung

In der folgenden Hausarbeit soll auf das Thema des Autismus eingegangen werden. Dabei werden allerdings nur einige Aspekte desselben genauer betrachtet. Zuerst soll eine kurze Worterklärung des Begriffs „Autismus" stattfinden. Im Anschluss soll, durch die daraus hervorgegangenen Ergebnisse, der Autismus klar von der Schizophrenie getrennt werden. Anschließend soll eine Einteilung des Autismus in die verschiedenen Arten des Autismus durchgeführt werden. Im Folgenden wird zudem auf mögliche Ursachen des Autismus eingegangen. Des Weiteren sollen kurz einige epidemiologische Daten über den Autismus vorgestellt und erläutert werden. Abschließend soll eine kurze Schlussbemerkung der Autorin stattfinden.

2.) Worterklärung

Das Wort Autismus setzt sich aus dem griechischen Wort „autos", was „selbst" bedeutet und der lateinischen Endung „-ismos", die mit den Begriffen „Zustand" oder „Orientierung" übersetzt werden kann, zusammen. [1] Die Wortschöpfung des Wortes Autismus geht auf den Schweizer Psychiater Eugen Bleuler zurück. [2] Er definierte 1914 den Begriff Autismus wie folgt: „[...] einseitig auf sich selbst bezogenes Denken, das er vor allem bei Schizophrenien beobachtet hatte." [3] So ist es nicht verwunderlich, dass bis in die 70er Jahre hinein Autismus und Schizophrenie als „[...] zwei Störungen gleichen Wesens und Ursprungs" [4] verstanden wurden. Autismus wurde als eine Art frühkindliche Form der Schizophrenie definiert. [5]

3.) Schizophrenie und Autismus

Nach dem heutigen Stand der Forschung ist das autistische Syndrom jedoch als eigene Einheit aufzufassen, da sich Schizophrenie und Autismus in vielen Punkten unterscheiden, die in den folgenden Kapiteln noch genauer erläutert werden sollen und deshalb hier nur kurz aufgeführt werden.

So kommt es beim Autismus weder zu Halluzinationen und Wahnbildungen, wie es bei der Schizophrenie der Fall wäre, noch ist die Schizophrenie in ca. 60% aller Fälle mit geistigen Behinderungen gekoppelt. Außerdem sind vom Autismus weit mehr Männer als Frauen betroffen. Des Weiteren kommt es in-

---

1 Kuhles, Heike, 2007, *Autismus bei Kindern und Jugendlichen - Wege aus der Isolation -* , Paulo Freire Verlag, Oldenburg, S. 2.
2 Kehrer, Hans E., 1995, *Autismus - Diagnostische, therapeutische und soziale Aspekte -* , Roland Assanger Verlag, Heidelberg, S. 12.
3 Ebd..
4 Poustka, Fritz, 2008, *Autistische Störungen*, Hogrefe Verlag GmBh & Co. KG, Göttingen, S. 1.
5 Ebd..

nerhalb einer Familie zu Häufungen von autistischen Erkrankungen. Die Schizophrenie hingegen weist keine erhöhte Rate von Fällen innerhalb einer Familie auf.

Zudem ist zu beobachten, dass es beim Autismus vermehrt zu epileptischen Anfällen, besonders während der Pubertät, kommen kann, was bei der Schizophrenie nicht der Fall ist. Des Weiteren tritt Schizophrenie meistens erst im Jugend-, und Erwachsenenalter ein. Beim Autismus ist bereits während der ersten Lebensjahre mit Auffälligkeiten zu rechnen. [6]

4.) Formen des Autismus

Diese Auffälligkeiten treten je nach Form des Autismus in verschiedenen Lebensjahren ein. Folgend soll deshalb auf die verschiedenen Formen und die Ausprägungen der autistischen Erkrankungen eingegangen werden.

4.1) Kannerautismus

Leo Kanner veröffentlichte 1943 in der Zeitschrift „Nervous child" den Artikel „Autistische Störungen des affektiven Kontakts" [7] und verwendete somit zeitgleich zu Hans Asperger, auf dessen Definition des Autismus unter dem Kapitel „4.4) Aspergersyndrom" genauer eingegangen werden soll, den Terminus „Autismus" „zur Kennzeichnung einer schweren Beziehungsstörung zur personalen und dinglichen Welt" [8]. [9]

Erste Auffälligkeiten beobachtete Kanner vor dem dritten Lebensjahr. Im Bereich der sozialen Interaktion kam es zu fehlendem Blickkontakt und beeinträchtigten nonverbalen Verhaltensweisen im Bereich der Gestik, Körperhaltung und dem Gesichtsausdruck, sowie das Aufweisen eines „starren" Blicks. Spielte ein autistisches Kind, so betrachtete Kanner einen zweckentfremdeten Umgang mit Spielzeug, die Unfähigkeit mit Gleichaltrigen zu spielen und ein Fehlen von Kreativität beim Spielen. [10]

Innerhalb der Kommunikation kam es zu einer verzögerten Entwicklung bis hin zu einem kompletten Fehlen der Sprache oder einem Spracherwerb, der sich dann aber wieder zurückentwickelte. Es wurde von einem fehlenden Verständnis von Sprache ausgegangen. Beim Sprechen wurden falsche Pronomina verwendet. Wenn das Kind also von sich sprach, verwendete es dennoch das Pronomen „du". Außerdem

6 Bier, Andreas, 1989, *Zärtlichkeit und Sexualität autistischer Menschen – Eine deskriptive Studie aus der Sicht der Eltern* - , Deutscher Studien Verlag, Weinheim, 12.
7 Poustka, Fritz, 2008, *Autistische Störungen*, Hogrefe Verlag GmbH & Co. KG, Göttingen, S. 4.
8 Bier, Andreas, 1989, *Zärtlichkeit und Sexualität autistischer Menschen – Eine deskriptive Studie aus der Sicht der Eltern* - , Deutscher Studien Verlag, Weinheim, S. 7.
9 Ebd..
10 http://www.autismushamburg.de/fileadmin/user_upload/Dokumente/2009-11-30_Formen_von_Autismus.pdf (Letzter Stand: 18.06.214).

konnten Echolalien beobachtet werden. [11] Damit ist „eine Sprachstörung, bei der einzelne Wörter oder auch Sätze, die ein Gesprächspartner sagt, mehrfach wiederholt werden", gemeint. [12] Zudem wiesen die autistischen Kinder ein Fehlen von altersgemäßen Imitations-; und Rollenspielen auf. Auch Wortneuschöpfungen konnten vernommen werden.

Im Bereich des Verhaltens waren in der Fein-; und Grobmotorik kaum Einschränkungen zu vermerken. Allerdings war ein zwanghaftes Verlangen nach Ordnung und das Bedürfnis nach einer Ritualisierung von Handlungen zu beobachten. Wurde diese nicht eingehalten, so konnte aus den banalsten Gründen eine extreme Reaktion auf die vorhandenen Veränderungen verzeichnet werden, wie zum Beispiel lautes Schreien oder um sich schlagen. Außerdem wiesen autistische Kinder häufig eingeschränkte Spezialinteressen auf, wie zum Beispiel das Auswendiglernen von Eisenbahnfahrplänen.

Zudem wurde oft selbststimulierendes Verhalten, wie Schaukeln mit Kopf oder Oberkörper, oder im Kreis umhergehen, bemerkt. [13] Auch kam es häufig zu auditiven und visuellen Körperwahrnehmungsstörungen. So berichten zum Beispiel Gilbert Lelord und Aribert Rothenberger in ihrem Buch „Dem Autismus auf der Spur" von einer „extremen Überempfindlichkeit gegenüber geringsten Geräuschen" [14] und das nicht Vorhandensein einer „Frequenzmodulation" [15] , die es nichtautistischen Menschen erlaubt nicht von den unwichtigen oder störenden Geräuschen der Umgebung abgelenkt zu werden.

Das geistige Niveau eines Menschen mit Kannerautismus entspricht dem eines geistig Behinderten. [16] Ihm gegenüber steht der sogenannte „Highfunctional Autismus".

4.2) Highfunctional Autismus

Dieser unterscheidet sich vom Kannerautismus dadurch, dass Autisten dieser Art ein normales bis hohes Intelligenzniveau aufweisen. [17]

4.3) Atypischer Autismus

Im Gegensatz zum Highfunctional Autismus und dem Kannerautimus variiert das geistige Niveau eines Menschen mit atypischen Autimus von geistig behindert, über ein normales bis hohes Intelligenzniveau.

---

11 Ebd..
12 http://www.biologie-lexikon.de/ (Letzter Stand: 18.06.2014).
13 http://www.autismushamburg.de/fileadmin/user_upload/Dokumente/2009-11-30_Formen_von_Autismus.pdf (Letzter Stand: 18.06.214).
14 Lelord, Gilbert, Rothenberger, Aribert, 2000, *Dem Autismus auf der Spur - Verstehen,erklären, behandeln, ein Lesebuch -* , Vandenhoeck und Ruprecht, Göttingen, S. 80.
15 Ebd., S. 81.
16 http://www.autismushamburg.de/fileadmin/user_upload/Dokumente/2009-11-30_Formen_von_Autismus.pdf (Letzter Stand: 18.06.214).
17 Ebd..

Zudem zeichnet sich der atypische Autismus durch sein ungewöhnliches Erkrankungsalter und bzw. oder seine atypische Symptomatik aus. Dies bedeutet, dass nicht alle drei Hauptdiagnosekriterien, also das Verhalten, die Kommunikation und die soziale Interaktion auf das Krankheitsbild des Menschen mit atypischen Autismus zutreffen.

4.4) Aspergersyndrom

Dem Kannerautismus steht die Autismusdefinition von Hans Asperger entgegen. Wie bereits erwähnt, verwendete er zeitgleich zu Leo Kanner den Begriff „Autismus". [18] Allerdings fand seine Publikation um 1944 „Die autistischen Psychopathien im Kindesalter", durch den Zweiten Weltkrieg, kaum Beachtung. Erst nach Aspergers Tod erlangte sein Werk im Jahre 1980 internationale Popularität. [19] Er beobachtete Auffälligkeiten allerdings erst ab dem dritten Lebensjahr. Außerdem war im Bereich der Kommunikation, im Gegensatz zum Kannerautismus, eine frühe Entwicklung der Sprache und das Herausbilden eines hohen Sprachniveaus zu verzeichnen. „Die für das Kannersyndrom typischen Abweichungen der präverbalen und verbalen Kommunikation (Echolalie, pronominale Umkehr) kommen [...] nicht vor." [20]

Beim Aspergersyndrom ist die motorische Störung im Bereich der Fein-; und Grobmotorik allerdings deutlich ausgeprägter als beim Kannerautismus. [21]

Des Weiteren sind häufig stark ausgeprägte Spezialinteressen zu bemerken [22], wie zum Beispiel das Beschäftigen mit genauesten Daten um Traktoren.

5.) Ursachen des Autismus

Da es, wie vorhergehend erläutert, verschiedene Formen des Autismus gibt, soll folgend auf mögliche Ursachen des Autismus eingegangen werden. Hierbei gilt zu beachten, dass die Ursache des Autismus schlechthin bis dato nicht gefunden werden konnte. [23]

Allerdings wurde zum Beispiel die Theorie verworfen, dass den Mütter, der an Autismus erkrankten Kinder, Schuld an deren Erkrankung, durch ein Fehlverhalten in der Erziehung, zukommt. [24]

---

18 Bier, Andreas, 1989, *Zärtlichkeit und Sexualität autistischer Menschen – Eine deskriptive Studie aus der Sicht der Eltern* - , Deutscher Studien Verlag, Weinheim, S. 9.
19 Kuhles, Heike, 2007, *Autismus bei Kindern und Jugendlichen - Wege aus der Isolation* - , Paulo Freire Verlag, Oldenburg, S. 12 f..
20 Bier, Andreas, 1989, *Zärtlichkeit und Sexualität autistischer Menschen – Eine deskriptive Studie aus der Sicht der Eltern* - , Deutscher Studien Verlag, Weinheim, S. 9.
21 http://www.autismushamburg.de/fileadmin/user_upload/Dokumente/2009-11-30_Formen_von_Autismus.pdf (Letzter Stand: 18.06.214).
22 Ebd..
23 http://www.autismushamburg.de/ursachen.html (Letzter Stand 18.06.2014).
24 Lelord, Gilbert, Rothenberger, Aribert, 2000, *Dem Autismus auf der Spur - Verstehen,erklären, behandeln, ein Lesebuch -* , Vandenhoeck und Ruprecht, Göttingen, S. 17.

Dieses Fehlverhalten wurde vor allem darauf zurückgeführt, dass Mütter sich ihren Kindern nur gefühls-kalt genähert, das Kind vernachlässigt hätten, eine gewisse Ordnung im Leben der Mutter fehle und sie die eigenen Interessen über die des Kindes gestellt hätte. [25] Widerlegt wurde diese Behauptung vor allem dadurch, dass autistische Kinder bereits vor der Geburt neurobiologische Besonderheiten aufweisen, die im Kapitel „5.2) Neurologische Erklärungen" genauer erörtert werden sollen.

Zudem unterschied sich das Verhalten von Eltern gegenüber ihren an Autismus erkrankten Kindern nicht von dem Verhalten von Eltern nichtautistischer Kinder. [26] Weiter zu beachten ist auch, dass in diesem Fall auch das Geschwisterkind an Autismus hätte erkranken müssen, was bei vielen Familien nicht gege-ben war. Diese Argumentation ist allerdings in so fern kritisch zu betrachten, als dass vermutet wird, dass es eine familiäre Häufung von Autismus gibt, wie in Kapitel „5.1) Erklärung durch genetische Ver-anlagung und Vererbung" noch erläutert werden wird. Allerdings wird vermutet, dass die Erkrankung sich auf die Mutter-Kind-Beziehung auswirken kann. [27]

Peter Fuchs stellt in seinem Buch „Die Umschrift" die Theorie auf, dass Autismus hauptsächlich als Kopplungs-; und Interpenetrationsstörung betrachtet werden kann und deshalb das Medium der Sprache als Kopplungsinstrument in den Mittelpunkt der Ursache des Autismus gestellt werden sollte, da durch das „defekte Kopplungsinstrument" die Symptomatik des Autismus zu Stande komme. [28] Ob dies tat-sächlich der Fall ist, steht nicht fest. Allerdings wird besonders in Kapitel „5.2) Neurologische Erklärun-gen" deutlich, dass der Autismus tatsächlich mit einer Art Kopplungsstörung einhergehen könnte.

Im Weiteren sollen drei mögliche Ursachenbereiche des Autismus betrachtet werden. Diese sind die Er-klärung durch genetische Veranlagung und Vererbung, Einfluss der Umweltfaktoren und eine Erklärung aufgrund neurologischer Daten.

5.1) Erklärung durch genetische Veranlagung und Vererbung

Es wird angenommen, dass Autismus vererbbar ist und es deshalb zu einer Häufung von Fällen von Au-tismus innerhalb derselben Familie kommt. Wenn also zum Beispiel ein Kind an Autismus erkrankt ist, so liegt die Wahrscheinlichkeit, dass auch sein Geschwisterkind an Autismus erkrankt, bei 5%. [29] Zudem besteht eine hohe Verhaltenskonkordanz bei eineiigen Zwillingen im Vergleich zu zweieiigen. Allerdings beträgt die Übereinstimmung im Verhalten bei monozygoten Zwillingen nicht 100%, sodass noch andere Faktoren als Ursache für den Autismus gesehen werden müssen. [30]

Des Weiteren wird davon ausgegangen, dass das Alter des Vaters und der Mutter einen Einfluss auf eine

25 Dzikowski, Stefan, 1996, *Ursachen des Autismus - eine Dokumentation - *, Deutscher Studien Verlag, Weinheim, S. 25.
26 http://www.autismushamburg.de/ursachen.html (Letzter Stand: 18.06.214).
27 Ebd..
28 Fuchs, Peter, 1995, *Die Umschrift - Zwei kommunikationstheoretische Studien: „japanische Kommunikation" und „Autismus" - *, Suhrkamp Verlag, Frankfurt am Main, S. 186.
29 Poustka, Fritz, 2008, *Autistische Störungen*, Hogrefe Verlag GmBh & Co. KG, Göttingen, S. 24.
30 Ebd..

mögliche Erkrankung haben können. Dabei wird angenommen, dass mit zunehmenden Alter der Eltern auch die Fälle von autistischen Erkrankungen bei den Kindern zunimmt. [31]

Außerdem wird vermutet, dass es sich beim Autismus um eine polygenetische Vererbung handelt. Das bedeutet, dass es nicht nur ein Gen gibt, das für die Ursache des Autismus genannt werden kann, sondern mehrere. [32] Sollte dies zutreffen, so würden sich auch die verschieden ausgeprägten Formen des Autismus erklären lassen.

Im Weiteren ist zu betrachten, dass es durch genetische Veränderungen zu einer Entwicklungsstörung im Gehirn kommen kann, die Einfluss auf die neurologischen Erklärungen haben könnten. Jedoch wären Veränderungen im Gehirn auch durch andere Faktoren denkbar, wie zum Beispiel eine schwerere Verletzung.

5.2) Neurologische Erklärung

Die angenommenen Veränderungen im Gehirn werden hauptsächlich im Bereich des Kleinhirns, des Frontal-; und Temporallappens, sowie im limbischen System lokalisiert. [33]

Es wird vermutet, dass es durch diese Veränderungen zu biochemischen Auffälligkeiten kommt. So werden bei autistischen Menschen erhöhte Ausschüttungen von chemischen Überträger-; und Botenstoffen [34] , wie zum Beispiel das Serotonin oder das Dopamin, festgestellt. [35]

Zudem wird eine Störung der Konnektivität, also einer Störung der Verbindung und Kommunikation zwischen den unterschiedlichen Hirnregionen, angenommen.

Durch diese Faktoren kommt es zu einer Beeinträchtigung der Wahrnehmungs-, und Informationsverarbeitung, die sich in drei theoretische Konzepte einer möglichen Störung einordnen lässt. [36]

Eines davon ist die Störung der exekutiven Funktion. Mit dieser geht eine eingeschränkte Planungsfähigkeit und eine verminderte Flexibilität, sowie Strukturierungsfähigkeit einher. [37]

Ein weiteres theoretisches Konzept ist die Störung der zentralen Kohärenz. Hierbei treten Probleme in der ganzheitlichen Erfassung von Objekten, sowie ein eingeschränktes Verständnis des Gesamtzusammenhangs von Situationen, auf. [38] So würde ein Mensch der an einer Störung der zentralen Kohärenz leidet, viele Bäume, aber nicht den daraus hervorgehenden Wald erkennen, während ein Mensch, der nicht

---

31 http://w3.autismus.de/pages/startseite/denkschrift/was-sind-autistische-stoerungen/ursachen.php (Letzter Stand: 18.06.2014).
32 http://www.autismushamburg.de/ursachen.html (Letzter Stand: 18.06.2014).
33 http://w3.autismus.de/pages/startseite/denkschrift/was-sind-autistische-stoerungen/ursachen.php (Letzter Stand: 18.06.2104).
34 Dzikowski, Stefan, 1996, *Ursachen des Autismus - eine Dokumentation - *, Deutscher Studien Verlag, Weinheim, S. 43ff..
35 Bier, Andreas, 1989, *Zärtlichkeit und Sexualität autistischer Menschen – Eine deskriptive Studie aus der Sicht der Eltern - *, Deutscher Studien Verlag, Weinheim, S. 17.
36 http://w3.autismus.de/pages/startseite/denkschrift/was-sind-autistische-stoerungen/ursachen.php (Letzter Stand: 18.06.2104).
37 Ebd..
38 Ebd..

an Störung der zentralen Kohärenz leidet, sowohl den einzelnen Baum, als auch den gesamten Wald wahrnimmt. [39]

Außerdem wird die Störung der sogenannten Theory of mind als theoretisches Konzept angenommen. Sie ist ein Begriff für ein breites Spektrum sozio-kognitiver Fähigkeiten, die im Bereich der sozialen Interaktion notwendig sind. [40] Damit einher geht die Unfähigkeit, sich in das Fühlen, Verhalten, Erleben und Denken anderer Menschen einzufühlen. [41] Deshalb fehlt autistischen Menschen die Fähigkeit, etwas vorzutäuschen. So können sie zum Beispiel nicht lügen [42] oder Ironie verstehen. [43]

Bewiesen wird dieses Konzept zum Beispiel durch folgenden Versuch:

„Das Kind wird aufgefordert, auf Bildern, die zwei Mädchen, Mary und Anne, darstellen, folgenden Vorgang zu erklären: Mary legt einen Ball in einen Korb. Nun verlässt Anne das Zimmer, und Mary nimmt den Ball aus dem Korb und legt ihn in eine Schachtel. Anne kommt zurück und wird gefragt, wo sie den Ball sucht." [44]

Während ein nichtautistisches Kind richtig sagen würde, dass Anne den Ball im Korb suchen würde, geben circa 80 % aller autistischen Kinder an, dass Anne den Korb in der Schachtel suchen würde, da es ihnen schwer fällt, nachzuvollziehen, dass Anne die Raumveränderung des Balls nicht gesehen hat. [45]

Allerdings ist die Untersuchung dieses Konzepts problematisch, da sie nur an dem Teil der Autisten geprüft werden kann, der die Aufgabenstellung an sich versteht, also normal bis hochintelligent ist. [46]

5.3) Umweltfaktoren

Weniger anerkannt als die vorherig genannten Alternativen sind die Umweltfaktoren, da sie wissenschaftlich schlechter belegt sind. Außerdem lassen sich durch Umweltfaktoren nur etwa 10 % der phänotypischen Varianz im Bereich des Autismus erklären. Jedoch bestehen Fälle von, im Verhalten nicht übereinstimmenden, bzw. diskordanten, Zwillingen, was einen Rückschluss auf Umwelteinflüsse möglich macht. [47]

So geht die Erkrankung an Autismus überdurchschnittlich oft mit einer Rötelnembryopathie, also einer Erkrankung des Embryos an Röteln durch die Erkrankung der Mutter an denselben, einher. [48]

Zudem konnte eine hohe Schnittmenge vom maternalen Alkoholismus, ergo ein Alkoholkonsum der

---

39 http://www.medizin.uni-tuebingen.de/ppkj/Studium/barth_autismus_WS_10_11.pdf (Letzter Stand: 27.06.2014).
40 Poustka, Fritz, 2008, *Autistische Störungen*, Hogrefe Verlag GmBh & Co. KG, Göttingen, S. 30.
41 http://www.medizin.uni-tuebingen.de/ppkj/Studium/barth_autismus_WS_10_11.pdf (Letzter Stand: 27.06.2014).
42 Kehrer, Hans E., 1995, *Autismus - Diagnostische, therapeutische und soziale Aspekte* - , Roland Assanger Verlag, Heidelberg, S. 71.
43 http://w3.autismus.de/pages/startseite/denkschrift/was-sind-autistische-stoerungen/ursachen.php (Letzter Stand: 18.06.2104).
44 Kehrer, Hans E., 1995, *Autismus - Diagnostische, therapeutische und soziale Aspekte* - , Roland Assanger Verlag, Heidelberg, S. 71.
45 Ebd..
46 Ebd..
47 Poustka, Fritz, 2008, *Autistische Störungen*, Hogrefe Verlag GmBh & Co. KG, Göttingen, S. 27.
48 Kuhles, Heike, 2007, *Autismus bei Kindern und Jugendlichen - Wege aus der Isolation* - , Paulo Freire Verlag, Oldenburg, S. 21.

Mutter während der Schwangerschaft, sowie maternaler Schilddrüsenunterfunktion, folglich eine Unterfunktion der Schilddrüse seitens der Mutter während der Schwangerschaft, festgestellt werden. [49]
Des Weiteren konnte nachgewiesen werden, dass sich nichtautistische Zwillinge von ihren Ko-Zwillingen dadurch unterscheiden, dass sie nicht an Geburtskomplikationen litten. Auch der Schwangerschaftsverlauf gestaltete sich für eine Mutter eines an Autismus erkrankten Kindes schwieriger als für Mütter nichtautistischer Kinder. Jedoch wird vermutet, dass Geburtskomplikationen erst dadurch auftreten, dass das Kind an Autismus erkrankt ist. Die Tatsache, dass Geburtskomplikationen auch bei Kindern mit genetischen Störungen, wie zum Beispiel dem Downsyndrom, auftreten, lässt allerdings darauf schließen, dass ein Zusammenhang zwischen Geburtskomplikationen und Autismus nicht vollständig auszuschließen ist. [50]

6.) Epidemiologie

Im Folgenden soll darauf eingegangen werden, wie die epidemiologischen Daten im Bereich des Autismus zu verstehen sind, da zum Beispiel oft von einer „Autismusepidemie" [51] gesprochen wird.

6.1) Geschlechterverhältnis

In der Geschlechterverteilung kommen auf ein weibliches Kind ungefähr vier männliche Kinder. Jedoch sind die weiblichen Kinder häufiger von kognitiven Beeinträchtigungen und Ausprägungen von begleitenden Symptomen betroffen. [52] In Bezug auf die Höhe des IQ sind deutlich mehr Jungen mit Autismus mit einem IQ über 50 nachzuweisen, als Mädchen. [53]

6.2.) Soziale Schichten

Ein Unterschied zwischen den sozialen Schichten im Bezug auf autistische Erkrankungen wird von Heike Kuhles im Jahr 2007 als signifikant dargestellt. So behauptet sie zwar, dass Autismus nach nationalen und internationalen Untersuchungen in jeglichen sozialen Schichten vorkommt, in höheren sozialen Schichten aber überrepräsentiert sei. Dabei beruft sie sich auf die Tatsache, dass bereits Leo Kanner 1943 autistische Kinder aus Akademikerfamilien, bzw. Kinder von besonders intelligenten Eltern unter-

49 Poustka, Fritz, 2008, *Autistische Störungen*, Hogrefe Verlag GmBh & Co. KG, Göttingen, S. 27.
50 Ebd., S. 28.
51 http://autismus-kultur.de/autismus/autipedia (Letzter Stand: 27.06.2014).
52 http://www.uni-marburg.de/fb20/kjp/forschung/aut/ass/epidem (Letzter Stand: 27.06.2014).
53 Kehrer, Hans E., 1995, *Autismus - Diagnostische, therapeutische und soziale Aspekte -* , Roland Assanger Verlag, Heidelberg, S. 104.

sucht hatte, weist aber darauf hin, dass eine überzeugende Erklärung für diesen Zusammenhang bis dato noch nicht hergestellt werden konnte. [54]

Hans Kehrer bestreitet dieses Phänomen allerdings bereits 1995, indem er darauf verweist, dass zu den Zeiten, in denen Kanner gelebt hat, autistische Kinder aus den unteren sozialen Schichten seltener Experten vorgestellt worden. Als der Autismus bekannter geworden war, sei laut ihm kein signifikanter Unterschied zwischen den sozialen Schichten mehr zu erkennen gewesen sein. Eine Ausnahme stelle dabei die Gruppe der Kernautisten, bei denen ein Unterschied in den Schichten nachzuweisen sei. Dies führt er aber nach Bludau darauf zurück, dass Autismus bei den Kernautisten erst in späteren Lebensjahren festgestellt wird und die Familie daher schon älter sei und somit eine längere Zeit für einen sozialen Aufstieg gehabt hätte. [55]

6.3) Länderspezifische Angaben

„Übereinstimmend wird berichtet, daß Autismus weltweit - unabhängig von gesellschaftspolitischen - zivilisatorischen Einflüssen - in etwa der gleichen Häufigkeit vorkommt." [56] Sowohl bei Dzikowski, also auch bei Kehrer ist jedoch nachzulesen, dass die Zahl der autistischen Kinder in China verhältnismäßig geringer sei. So waren auf 4.5 Millionen Menschen nur 15 autistische Kinder festgestellt worden. [57]

Jedoch sollte bei Angabe dieser Zahlen beachtet werden, dass Kinder, auch aufgrund der Einkindpolitik Chinas, der wichtigste Stolz der Familie sind. Ein autistisches Kind kommt also oft mit einer Art Schande gleich, wie Tian Huiping, Gründerin des Hilfsprojekts „Sterne und Regen" für autistische Kinder in China, 2009 in einem Artikel der Zeitung „Zeit" zu bedenken gibt. [58]

6.4) Mögliche „Autismusepidemie"

Während im Jahre 1989 noch von einer Zahl von vier bis fünf autistischen Kindern auf 10000 Kindern im Alter von 5-14 Jahren gesprochen wird [59], ist 2013 ein deutlicher Anstieg von Fällen autistischer Erkrankungen zu verzeichnen. Es wird bereits von einer Zahl von 60 erkrankten Kindern auf 10000 ausgegangen. Davon wird im Bereich der geistigen Behinderung mit einer Zahl von 25-50 % gerechnet. Eine

---

54 Kuhles, Heike, 2007, *Autismus bei Kindern und Jugendlichen - Wege aus der Isolation -* , Paulo Freire Verlag, Oldenburg, S. 23.
55 Kehrer, Hans E., 1995, *Autismus - Diagnostische, therapeutische und soziale Aspekte -* , Roland Assanger Verlag, Heidelberg, S. 106.
56 Dzikowski, Stefan, 1996, *Ursachen des Autismus - eine Dokumentation -* , Deutscher Studien Verlag, Weinheim, S. 12.
57 Kehrer, Hans E., 1995, *Autismus - Diagnostische, therapeutische und soziale Aspekte -* , Roland Assanger Verlag, Heidelberg, S. 105.
58 http://www.zeit.de/online/2009/15/autismus-china/seite-3 (Letzter Stand: 28.08.2014).
59 Bier, Andreas, 1989, *Zärtlichkeit und Sexualität autistischer Menschen – Eine deskriptive Studie aus der Sicht der Eltern -* , Deutscher Studien Verlag, Weinheim, S. 12.

milde bis moderate Beeinträchtigung liegt bei 30 % vor. Eine durchschnittliche Intelligenz kann bei 29-60 % dieser nachgewiesen werden. [60]

Dementsprechend an frühkindlichem Autismus erkrankt sind 10 von 10000 Kindern. Atypischer Autismus kann bei 1,9 - 10,9 der Kinder nachgewiesen werden. Am Aspergersyndrom erkrankt sind 2,5 - 48 von 10000 Kindern.

Trotz des erkennbaren Anstiegs der epidemiologischen Daten, muss nicht zwingend von einem tatsächlichen Anstieg der Autismuserkrankungen ausgegangen werden.

So besteht inzwischen zum Beispiel eine erhöhte Aufmerksamkeit für psychische Störungen und Verhaltensauffälligkeiten und auch eine Zunahme an Wissen über Autismus, sowohl in der Fachwelt, als auch bei den Betroffenen, die sich zum Beispiel durch das Internet leichter als früher informieren können. Außerdem kann davon ausgegangen werden, dass viele Autisten in ihrer Kindheit gar nicht oder fehldiagnostiziert wurden [61] , was auch daran gelegen haben kann, dass das Aspergersyndrom und der atypische Autismus erst später bekannt wurden. [62]

Der signifikante Anstieg der Zahlen an Autismuserkrankungen kann also wahrscheinlich eher darauf zurückgeführt werden, dass die Anforderungen an Geschwindigkeit, Flexibilität, Mobilität und Belastbarkeit gestiegen sind und ein autistischer Mensch deshalb mehr auffällt, wenn er nicht so funktioniert, wie alle anderen. [63]

7.) Schlussbemerkung

Während die Annahme, dass Autismus eine frühkindliche Form der Schizophrenie sei, weitestgehend verworfen ist, verstehen viele Menschen unter Autisten hauptsächlich jene Wesen mit Inselbegabungen oder Savant Syndrom, ergo eine „außergewöhnlich große Begabung auf einem bestimmten Gebiet neben eher unterduchschnittlicher sonstiger Begabung" [64] . Dass dieses nur in seltenen Fällen nachzuweisen ist, sollte aus dem Kapitel „4.) Formen des Autismus" hervorgegangen sein.

Trotzdem die Aufmerksamkeit für autistische Erkrankungen gestiegen ist, ist die Ursache desselben noch nicht geklärt. Formen und Epidemiologie des Autismus könnten jedoch Hinweise auf die Ursache oder die Ursachen des Autismus geben. So könnten zum Beispiel die verschiedenen Formen des Autismus ein Indiz dafür sein, dass mehrere Ursachen zur Entstehung des Autismus führen können.

Zudem könnte vermutet werden, dass zum Beispiel die stark ausgeprägte Geschlechterverteilung Rückschlüsse auf Ursachen des Autismus ziehen lässt.

---

60 http://www.uni-marburg.de/fb20/kjp/forschung/aut/ass/epidem (Letzter Stand: 27.06.2014).
61 http://www.medizin.uni-tuebingen.de/ppkj/Studium/barth_autismus_WS_10_11.pdf (Letzter Stand: 27.06.2014).
62 http://autismus-kultur.de/autismus/autipedia (Letzter Stand: 27.06.2014).
63 Ebd..
64 http://www.duden.de/rechtschreibung/Inselbegabung (Letzter Stand 20.07.2014).

Literaturverzeichnis

- Bier, Andreas, 1989, *Zärtlichkeit und Sexualität autistischer Menschen – Eine deskriptive Studie aus der Sicht der Eltern -* , Deutscher Studien Verlag, Weinheim.

- Dzikowski, Stefan, 1996, *Ursachen des Autismus - eine Dokumentation -* , Deutscher Studien Verlag, Weinheim.

- Fuchs, Peter, 1995, *Die Umschrift - Zwei kommunikationstheoretische Studien: „japanische Kommunikation" und „Autismus" -* , Suhrkamp Verlag, Frankfurt am Main.

- Kehrer, Hans E., 1995, *Autismus - Diagnostische, therapeutische und soziale Aspekte -* , Roland Assanger Verlag, Heidelberg.

- Kuhles, Heike, 2007, *Autismus bei Kindern und Jugendlichen - Wege aus der Isolation -* , Paulo Freire Verlag, Oldenburg.

- Lelord, Gilbert, Rothenberger, Aribert, 2000, *Dem Autismus auf der Spur - Verstehen,erklären, behandeln, ein Lesebuch -* , Vandenhoeck und Ruprecht, Göttingen.

- Poustka, Fritz, Bölte, Sven, Feineis - Matthews, Sabine, Schmötzer, Gabriele, 2008, *Autistische Störungen*, Hogrefe Verlag GmBh & Co. KG, Göttingen.

- http://www.autismushamburg.de/fileadmin/user_upload/Dokumente/2009-11-30_Formen_von_Autismus.pdf (Letzter Stand: 18.06.214).

- http://www.autismushamburg.de/ursachen.html (Letzter Stand 18.06.214).

- http://www.biologie-lexikon.de/ (Letzter Stand: 18.06.2014).

- http://w3.autismus.de/pages/startseite/denkschrift/was-sind-autistische-stoerungen/ursachen.php (Letzter Stand: 18.06.2014).

- http://www.medizin.uni-tuebingen.de/ppkj/Studium/barth_autismus_WS_10_11.pdf (Letzter Stand: 27.06.2014).

- http://autismus-kultur.de/autismus/autipedia (Letzter Stand: 27.06.2014).

- http://www.uni-marburg.de/fb20/kjp/forschung/aut/ass/epidem (Letzter Stand: 27.06.2014).

- http://www.zeit.de/online/2009/15/autismus-china/seite-3 (Letzter Stand: 28.08.2014).

- http://www.duden.de/rechtschreibung/Inselbegabung (Letzter Stand 20.07.2014).

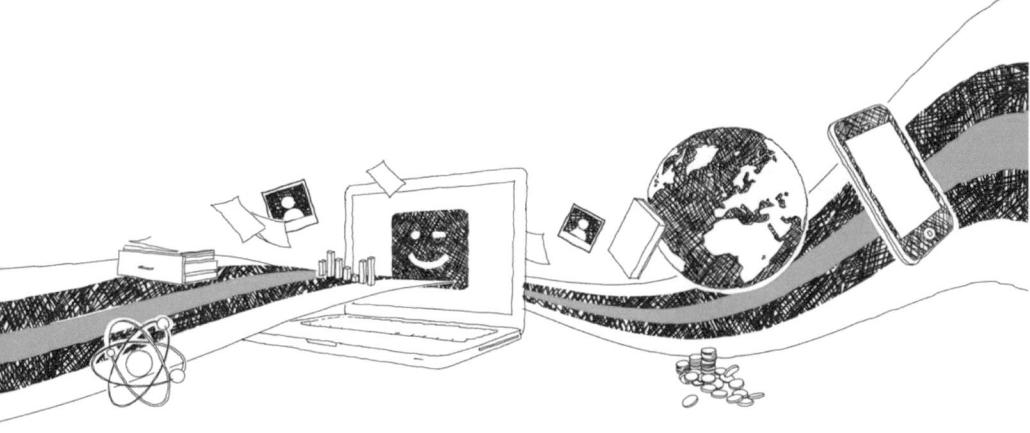
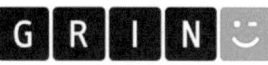